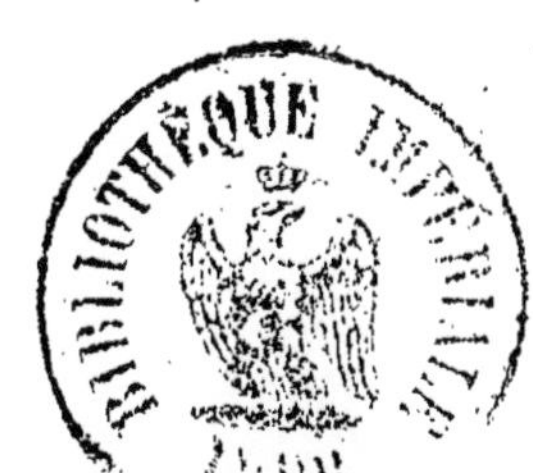

DOUTES

SUR L'EXISTENCE

DU

CROUP ESSENTIEL.

Ce Mémoire a été lu à la Société Médicale d'Emulation qui l'a fait insérer dans son Bulletin. *Voyez* le Journal de MM. *Corvisart*, *Leroux* et *Boyer*, Numéros de Septembre et d'Octobre 1812. J'y ai fait quelques changemens; on y trouvera de plus une Notice sur les complications du Croup, Notice qu'on peut regarder comme un second Mémoire faisant suite au premier.

DOUTES
SUR L'EXISTENCE
DU
CROUP ESSENTIEL,

PAR F. RUETTE,

Docteur en Médecine de la Faculté de Paris, Médecin du Comité de Bienfaisance de la Division des Tuileries, Membre de la Société Médicale d'Emulation, Membre correspondant de la Societé Royale de Gottingue.

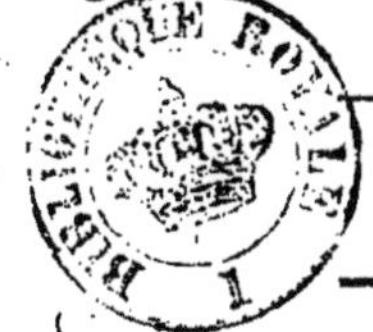

In omni re quærendum primùm utrùm sit, aut non sit.

A PARIS,

CHEZ
- MIGNERET, Imprimeur du Journal de Médecine, rue du Dragon, F. S. G., N.° 20;
- MÉQUIGNON-MARVIS, Libraire, rue de l'École de Médecine;
- GABON, Libraire, Place de l'École de Médecine;
- BRIGITTE MATHÉ, au Cabinet littéraire, Cour du Palais Royal.

1813.

DOUTES SUR L'EXISTENCE DU CROUP ESSENTIEL.

Le croup est-il une maladie essentielle ou une affection purement symptomatique ? Quoique cette question ait déja été traitée dans un ouvrage que j'ai publié sur le croup (1), il ne sera point inutile d'en faire l'objet d'un examen particulier, et d'y ajouter quelques développemens. En effet, l'opinion que j'ai émise à ce sujet, n'est point conforme à celle qui est généralement adoptée, et cependant il est bien important de savoir à quoi nous en tenir sur ce point, puisqu'il n'est pas possible de se former des idées exactes d'une maladie, ni d'établir son traitement sur une base solide,

(1) « Il résulte de tout ce que nous avons dit dans » le cours de cet ouvrage, *qu'il n'existe point de » croup essentiel*, à moins qu'on ne veuille regarder » comme tel celui qui est produit par un corps étran- » ger. » *Traité de l'Asphyxie connue sous le nom de croup*, p. 194.

tant qu'on ne saura pas si elle est essentielle ou symptomatique.

Une maladie *essentielle*, *idiopathique*, *sui generis*, est celle qui a des symptômes qui lui appartiennent en propre, et qu'elle ne tire d'aucune autre maladie. Au contraire, lorsqu'une maladie n'a, pour ainsi dire, qu'une existence empruntée, lorsqu'elle n'est que l'effet, le résultat d'une autre maladie, on la nomme symptomatique ou consécutive.

Pour décider si le croup est essentiel ou symptomatique, il ne s'agit donc plus que de savoir ce que c'est que cette affection; mais c'est précisément en cela que consiste la difficulté. Les nombreux écrits que nous possédons sur le croup, ne sont point encore parvenus à nous en donner une idée bien claire. C'est ce qui m'a fait soupçonner que l'obscurité dont il est environné, pourrait avoir sa source dans l'abus du langage (1). La multiplicité des dénominations qu'on a données à cette maladie, n'a pas peu contribué à me confirmer dans cette opinion. En effet, c'est toujours un très-grand mal de donner plusieurs noms à un même objet : l'esprit est naturellement porté à attacher des idées différentes à des signes différens, et l'on a peine à concevoir que les termes *croup*, *angine polypeuse*, *schock*, *stuffing*, *garotillo*, *etc.*, ne signifient que la même chose. Ce sont peut-être des considérations semblables qui ont engagé les médecins de nos jours à donner la préférence à une seule de ces dénominations, et c'est le terme croup qu'ils paraissent avoir choisi. Mais pour avoir

(1) *L. C.*, Discours prélim., p. XXI et suiv.

une idée claire d'un objet, il ne suffit pas d'en connaître le nom.

Nous avons vu (1) que les dénominations que nous donnons aux maladies, ne sont autre chose que des expressions générales; et que toute expression générale n'étant elle-même qu'un signe de convention qui renferme un certain nombre d'idées particulières, doit toujours être susceptible d'une définition, ou au moins d'une explication; que sans cela elle devient un signe trompeur qui n'est propre qu'à nous jeter dans la confusion; or, le terme *croup*, de même que ses synonymes, ne réunit aucun de ces avantages. Plusieurs médecins ont donné des définitions de l'affection désignée par ces différens termes : elle est, suivant *Starr*, une maladie strangulatoire; suivant *Home*, une suffocation striduleuse; suivant *Michaëlis*, une angine polypeuse ou membraneuse; suivant *Bard*, une angine suffocative : mais ces définitions, comme on le voit, sont très-vagues : elles conviennent à plusieurs autres maladies, ou n'embrassent pas toutes les espèces de croup; et, de plus, aucune d'elles n'est généralement admise par les médecins.

Les descriptions que les Auteurs nous donnent du croup, ne sont pas plus exactes. Comment est-il possible, en effet, de tracer un tableau fidèle d'une maladie, et des différens symptômes qui lui sont particuliers, et qui la distinguent de toute autre maladie, tant qu'on ne se sera pas assuré, par des observations exactes, si elle est inflammatoire, apyrexique, nerveuse, catarrhale, ou si elle n'est rien de

(1) *L. C.*, p. xxiij et suiv.

tout cela ? Si elle est nécessairement formée par une fausse membrane, ou si cette membrane est une chose purement accessoire ? Si elle suit une marche régulière, ou si elle n'observe ni temps, ni période ? Si elle est essentielle ou symptomatique ? Une preuve que le terme croup n'a point une signification claire et précise, c'est que nous voyons des praticiens estimables, et qu'on ne peut pas supposer mauvais observateurs, conseiller, dans cette affection, les médicamens les plus opposés ; ce qui n'arriverait certainement pas s'ils attachaient les mêmes idées à ce mot.

J'ai pensé que, dans cet état de chose, c'était le cas de faire usage du doute méthodique de *Descartes*. J'ai donc commencé par oublier, autant qu'il était en moi, tout ce qu'on a dit et écrit sur le croup ; et je n'ai regardé ce mot que comme le signe d'une maladie inconnue, comme ces dernières lettres alphabétiques dont on se sert en algèbre pour désigner les quantités que l'on cherche (1). Afin de dégager mon inconnue, c'est-à-dire, de fixer la valeur du mot *croup*, j'ai observé des malades attaqués de cette affection. Ma cinquième observation mérite sur-tout une considération particulière : l'enfant qui en a été le sujet était affecté d'un catarrhe aigu, et l'irritation catarrhale s'est portée successivement dans l'intérieur des bronches, à la trachée-artère et au larynx, enfin au voile du palais et à la bouche, et a produit des phénomènes que j'ai jugés absolument semblables à ceux qui nous sont

(1) *L. C., p. première et suiv.*

décrits par les Auteurs (1). Je me suis demandé à quelle époque avait commencé le croup chez cet enfant; s'il y avait eu transformation du catarrhe en croup, et comment s'était faite cette métamorphose; ou si le croup n'a été qu'une conséquence, une suite du catarrhe, et quelle est la nature précise de cette nouvelle affection. Je me suis convaincu que le catarrhe a été la maladie principale de cet enfant; qu'il a précédé, accompagné et suivi le croup; et que, de plus, il a donné lieu à des secrétions abondantes qui, en s'épaississant, ou même en se concrétant, ont obstrué le canal de la respiration, au point de produire une dyspnée suffocante; que toutes les fois que ces matières obstruantes étaient rejetées par l'expectoration ou autrement, les symptômes du croup disparaissaient à l'instant, et qu'il ne restait plus que ceux qui sont particuliers au catarrhe; qu'en un mot, le croup consistait essentiellement et uniquement chez ce malade, dans cette obstruction et dans la dyspnée qui en était une suite nécessaire. Mes autres observations m'ont donné le même résultat, avec cette différence cependant que les matières obstruantes étaient plus ou moins abondantes, plus ou moins tenaces chez les différens sujets; qu'elles se sont présentées sous différentes formes, et qu'elles ne provenaient pas toujours des mêmes causes. Chez le sujet de ma première observation, l'obstruction était survenue à la suite d'une petite-vérole, et consistait dans des mucosités épaisses et filantes. Chez celui de ma troisième observation, ces mucosités,

(1) *L. C.*, p. 44 et suiv.

beaucoup moins épaisses, remplies de bulles d'air, semblables à de la crême fouettée, provenaient d'une légère inflammation du larynx. L'enfant dont il est fait mention dans ma quatrième observation, expectora des concrétions contournées en forme de globe ou de bouchon. Mes autres observations fournissent des exemples d'obstructions formées dans des catarrhes aigus, par des secrétions lymphatiques plus ou moins épaisses, ou par de fausses membranes dont quelques-unes recouvraient toute la surface interne du canal de la respiration.

J'ai consulté ensuite les Auteurs, et j'ai prouvé, par leur témoignage, qu'il n'existe point de croup sans dyspnée suffocante provenant de l'obstruction du canal aérien (1). Non content de cela j'ai passé en revue tous les autres symptômes tels qu'ils ont été rapportés dans l'excellent recueil publié en 1808 par l'Ecole de Médecine de Paris, et j'ai fait voir que lorsqu'ils n'appartiennent pas aux diverses maladies qui peuvent produire ou compliquer le croup, ils sont toujours un effet de l'obstruction et de la dyspnée, à moins qu'ils ne soient purement accessoires : en effet, la moindre attention suffit pour nous convaincre qu'à l'instant où le canal aérien se trouvera obstrué au point de produire une dyspnée grave, on verra naître la série des symptômes décrits par les Auteurs; la voix s'altèrera et prendra, ainsi que la toux, différentes modifications suivant l'âge du malade, suivant la nature, la qualité et la position des matières obstruantes ; le malade, sur-

(1) *L. C.*, p. 51 et suiv.

tout dans les momens de suffocation, essaiera toutes les positions les plus propres à faciliter l'introduction de l'air dans les poumons; il tiendra, par conséquent, quelquefois la tête droite, ou il la portera en arrière (1). A mesure que l'obstruction deviendra plus complète, le trouble augmentera dans toutes les fonctions, et se manifestera par l'altération du pouls; par des palpitations, des anxiétés, des lipothymies; par la tuméfaction et la lividité de la face; par la coloration du sang en noir, etc., mais tant que la respiration ne sera pas entièrement interceptée, tant qu'il n'y aura pas un véritable état d'asphyxie, le malade conservera l'usage de la raison, parce que, dans le croup, le cerveau est sain et n'est affecté que d'une manière consécutive. J'ai conclu de tout ceci, que le croup se réduit à deux élémens constitutifs; savoir, à l'obstruction du canal de la respiration, cause matérielle de cette affection, et à la dyspnée, suite nécessaire de l'obstruction. On pourrait donc le définir, une dyspnée par obstruction du canal de la respiration; mais si l'on fait attention qu'on ne donne le nom de croup qu'à cet état dans lequel la respiration est suffocante ou

(1) L'orthopnée, que plusieurs Auteurs regardent comme un signe pathognomonique du croup, se fait remarquer dans plusieurs autres *suffocations*, dans des affections nerveuses et convulsives, dans l'hydrothorax et l'hydropisie du péricarde (*Morg.*, Epist. XVI), dans les pleurésies, etc. *Cùm pleuritis corripit, hæc contingunt; dolor latus occupat;... crebra est respiratio; spiritus nonnisi erectâ cervice trahitur.* (*Hipp.*, de morb., l. 3.)

même tout-à-fait arrêtée ; que dans ce dernier cas il y a asphyxie complète ; que la suffocation elle-même est une asphyxie commençante ou momentanée ; et qu'enfin tous ceux qui succombent au croup meurent asphyxiés ; il paraîtra plus convenable de définir le croup *une asphyxie par obstruction du canal de la respiration* (1).

(1) On connaît déja en médecine l'asphyxie, 1.° par soustraction d'air atmosphérique ; 2.° par les gaz non respirables ; 3.° par strangulation et submersion ; 4.° par cause nerveuse : l'analogie veut que nous admettions également une asphyxie par obstruction du canal de la respiration. Du reste, j'ai fait voir, en parlant de l'angine et de l'asthme (p. 116), qu'il serait peut-être utile, sur-tout en pratique, de diviser les lésions de la respiration en trois sections : lorsque la respiration est seulement embarrassée, on pourrait se servir du terme *dypsnée*, de celui *d'asphyxie*, lorsqu'elle est entièrement interceptée, et la *suffocation* tiendrait le milieu entre la dyspnée et l'asphyxie. Il ne sera point inutile de remarquer que les Auteurs de deux ouvrages qui viennent de paraître, sur le croup, le regardent comme une asphyxie ; l'un d'eux en donne même une définition presque absolument semblable à la mienne. Je viens de lire dans le Journal de M. *Sédillot* (août 1812), une observation de M. *Bertrand*, intitulée : *Mucosités arrêtées dans le larynx*. M. *Bertrand*, dit M. le Rédacteur (p. 449), rapporte la cause de la mort à la mucosité du larynx qui a bouché l'ouverture de ce canal, et a produit une véritable asphyxie, comme dans le croup, la submersion, la strangulation et l'inspiration de certains gaz délétères.

Maintenant que nous connaissons ce que c'est que le croup, quels sont ses élémens constitutifs, il nous sera bien facile de décider s'il est essentiel ou symptomatique. Il est d'abord évident que la dyspnée est un effet de l'obstruction. Toute la question se réduit donc à savoir si cette obstruction est une affection primitive; ou si elle n'est que l'effet, le résultat de quelque autre maladie. Dans le premier cas, le croup sera une maladie essentielle; dans le deuxième cas, il ne sera qu'une affection purement symptomatique; or, si nous examinons la manière dont se forment les obstructions du canal de la respiration, nous verrons que, quelque variées, quelque multipliées qu'elles soient, elles se réduisent toutes à trois espèces, puisqu'elles reconnaissent toutes pour cause ou une affection de la membrane propre des voies aériennes, ou quelque autre maladie qui a son siège dans les autres parties du corps, ou enfin la présence d'un corps étranger dans le canal de la respiration.

La seconde espèce comprend toutes les obstructions qui surviennent à la suite de la rougeole, de la petite-vérole, de la péripneumonie, de la gale, des dartres, et de plusieurs autres affections ou lésions organiques. L'expérience journalière nous démontre que ces maladies produisent très-fréquemment des suffocations et des asphyxies par obstruction du canal de la respiration : souvent même une seule d'entre elles renferme en elle-même plusieurs causes d'obstruction. Pour s'en convaincre, et en même temps pour se former une idée des rapports que ces obstructions peuvent avoir avec le croup, il sera bon de lire une

Dissertation que le docteur *Reil*, professeur à Halle, a faite sur les lésions de la respiration produites par la petite-vérole (1). Dégagée de tout esprit de systême, avantage qui ne se rencontre pas dans tous les autres écrits du même Auteur, cette Dissertation est fondée sur un très-grand nombre d'observations faites dans différentes épidémies de petites-véroles (2). Celle qui régna à Halle en 1791, est sur-tout bien remarquable. Elle attaqua 2151 individus, ce qui fait plus du dixième de la population de cette ville. Le nombre des morts fut de 436, sans y comprendre 129 malades qui succombèrent à des affections consécutives. Suivant le docteur *Reil* (3), dix causes diverses déterminèrent la dyspnée dans cette épidémie variolique; et il compte parmi ces causes non-seulement l'inflammation, la phlogose, l'ulcération du larynx, de la trachée, des bronches et des poumons, mais aussi les croûtes de petites-véroles, les mucosités et le pus qui ferment quelquefois les narines et l'arrière-bouche; l'abondance de la salive qui peut s'épaissir et se coller à la gorge (*faucibus glutinis instar adhaerens*); la formation de boutons varioliques dans les voies de la respiration, et surtout dans le larynx; les concrétions polypeuses et les mucosités qui, dans certains cas, se forment dans le larynx, la trachée et les bronches; enfin, la dernière espèce de dyspnée est celle qui est produite à la fin des petites-véroles, par un embarras gastrique et par le trans-

(1) *Memorab. clinic. medico-prac.*, l. 2, fas. 3.
(2) *L. C.*, p. 67.
(3) *L. C.*, p. 67.

port, vers les poumons et vers les bronches, d'une matière lymphatique ou pituiteuse.

Cette dyspnée survenait à des époques incertaines; quelquefois dès le commencement de l'éruption; presque toujours du sixième au huitième jour; rarement pendant la fièvre de suppuration et la chûte des croûtes varioliques (1). Les symptômes qui la caractérisaient étaient absolument semblables à ceux du croup. Tels sont l'altération de la voix, qui quelquefois était aiguë, (*clangosa*), stridu-leuse, imitant les cris d'un jeune coq; mais presque toujours rauque, obtuse comme si elle fût sortie d'un tube d'airain; l'expectoration de pituite albumineuse; la respiration bruyante, sifflante; une grande anxiété, un état stertoreux, des accès subits de suffocation, etc. (2)

L'Auteur rapporte quinze observations suivies d'ouvertures cadavériques, qui prouvent, que chez un grand nombre de sujets, la dyspnée était produite par de fausses membranes, ou par des mucosités et différentes autres matières qui obstruaient les bronches (3). Quel que soit le nom que l'on donne à ces dyspnées et à ces obstructions, ce qui est absolument indifférent; il est évident qu'elles sont des affections purement symptomatiques, puisqu'elles dérivent d'une autre maladie : or, on peut appliquer le même raisonnement aux obstructions

---

(1) *L. C.* 2, p. 80.

(2) *L. C.*, p. 74 et suiv.

(3) *Voyez* sur-tout la 7.e observation, la 9.e, la 10.e, la 13.e et la 15.e que j'ai rapportées dans ce Mémoire, p. 24 et suiv.

qui sont produites par la scarlatine, par la rougeole, par la péripneumonie, par la gale, etc.; ou ces obstructions ne sont pas des croups, ou elles sont des croups consécutifs. Si maintenant nous voulons passer aux obstructions et aux dyspnées qui proviennent d'une affection de la membrane propre des voies aériennes, nous trouverons que ces affections se réduisent au catarrhe aigu, au catarrhe chronique, à l'angine, aux aphtes, et à quelques autres affections semblables. Le croup catarrhal aigu a été regardé par les Auteurs, comme une maladie éminemment essentielle, et c'est lui qui a été le principal objet de leurs observations; or, nous avons déja fait voir qu'il n'est également qu'une affection consécutive. Nous le répétons donc, il n'y a d'essentiel, d'idiopathique dans cette espèce de croup, que le catarrhe et les symptômes qui lui sont propres. Mais l'irritation catarrhale détermine la sécrétion des glandes de la membrane propre des voies aériennes, et les matières secrétées, soit qu'elles restent dans un état fluide, comme cela arrive ordinairement, soit qu'à raison de leur nature albumineuse, du contact et de l'action de l'air atmosphérique, ou de quelque autre circonstance inconnue, elles se concrètent sous forme membraneuse, ou sous toute autre forme, ces matières peuvent quelquefois obstruer le canal au point de produire la suffocation ou l'asphyxie, et c'est alors que naît cette affection consécutive que l'on a nommée croup. Il est évident que les obstructions et les dypsnées qui naissent du catarrhe chronique, des aphtes et des différentes inflammations qui donnent lieu à l'angine, ne sont également que des effets de ces maladies; et que si on veut les appeler croup, elles ne forment que des croups consécutifs. Quelle est donc l'espèce d'obstruction qui n'est point produite par une maladie antérieure? Je ne vois que celle qui reconnaît pour cause la présence d'un corps étranger dans les voies aériennes; et même, dans ce cas, l'obstruction sera consécutive si elle n'est pas due à l'application directe de ce corps, si elle résulte de l'irritation et de l'inflammation qu'il peut causer par sa présence dans le canal de la respiration; mais les Auteurs ne donnent point le nom de croup à cette espèce d'obstruction. On peut donc assurer qu'il n'existe point de croup essentiel, et qu'il est dans tous les cas une affection purement consécutive.

On voit que dans la manière dont nous avons procédé jusqu'ici, nous avons eu le plus grand soin de distinguer le croup des causes qui peuvent lui donner naissance. Cette précaution était d'autant plus nécessaire, que ces causes, bien qu'elles produisent toutes un effet identique, l'obstruction du canal de la respiration, sont néanmoins de nature très-diverse, ou même tout-à-fait opposée, et cependant elles ont presque toujours été confondues avec le croup par les Auteurs modernes. Les descriptions qu'ils nous ont données de cette affection, ne sont autre chose que des descriptions du catarrhe, de la coqueluche, de l'angine et de diverses autres maladies, comme ils ont soin eux-mêmes de nous en avertir. Elles commencent presque toutes ainsi : *symptômes du catarrhe, de la coqueluche, de l'angine, symptômes inflammatoires, nerveux,* etc. C'est ainsi qu'en empruntant à diverses maladies les caractères qui leur sont propres, pour en revêtir le croup, ils sont parvenus à transformer un symptôme en maladie essentielle. C'est ainsi que nous avons eu des croups inflammatoires, apyrexiques, nerveux, contagieux, etc., et dès-lors le croup a eu ses crises, ses coctions, sa marche réglée et ses différens temps. Une fois qu'il a été reconnu pour une maladie essentielle, *sui generis*, il a dû aussi avoir un traitement qui lui soit propre. Et qui sait si nous ne serons pas assez heureux pour découvrir son véritable spécifique? L'erreur et la confusion se sont propagées avec d'autant plus de facilité, que le terme croup n'ayant par lui-même, ni par convention aucune signification déterminée, était propre à recevoir toutes celles qu'il a plu à chaque Auteur, à chaque praticien de lui donner (1).

---

(1) Je sais que lorsqu'une idée est très-composée, nous sommes forcés de la représenter par des mots qui n'ont de signification que celle que nous leur donnons, mais il y a des dénominations qui n'ont besoin d'aucune explication, qui nous donnent par elles-mêmes une idée claire et précise de l'objet représenté: telles sont sur-tout les bonnes définitions. Nul doute qu'elles ne soient préférables à des dénominations insignifiantes. Tout le monde sait ce que c'est qu'une suffocation, une asphyxie par les gaz non respirables. La suffocation, l'asphyxie par obstruction du canal de la respiration, est une chose tout aussi claire et aussi évidente; mais aussitôt qu'on lui a donné un nom vague, tel que celui de *croup*, si on n'a pas soin d'en dé-

Il est encore une autre source d'erreur qu'il est bon de faire connaître. Les différentes causes dont nous avons parlé agissent diversement sur la respiration : toutes les dyspnées qu'elles produisent ne consistent pas dans l'obstruction du canal aérien. L'inflammation du larynx, par exemple, détermine souvent le gonflement, la phlogose de ses parties internes, ou même une tumeur qui produit la mort par asphyxie strangulatoire, ainsi que je l'ai prouvé par un exemple (1). J'ai également fait voir (2) qu'une très-légère irritation à la base de l'épiglotte, avait suffi chez un enfant pour produire une mort subite, en déterminant la constriction, le resserrement des cordes vocales. Cet état spasmodique ou convulsif peut aussi avoir son siège dans les bronches ou dans les poumons ; et parce qu'il peut quelquefois compliquer le croup, plusieurs Auteurs ont pensé qu'il en faisait partie, et c'est ainsi qu'ils ont confondu des affections très-différentes. Cette erreur, très-grave en elle-même, peut devenir préjudiciable en pratique (3). Pour se former une notion exacte du croup, il ne suffit donc point de noter scrupuleusement les différens symptômes que présentent les sujets qui en sont affectés, il faut, de plus, le séparer avec soin des diverses maladies qui lui donnent naissance, ainsi que des affections et des

---

terminer exactement la signification, ce nom peut donner lieu à des discussions interminables.

(1) *L. C. P.* 99 et suiv.

(2) P. 112.

(3) *Voyez* ma Notice sur les Complications du Croup.

symptômes qui peuvent le compliquer, et qui lui sont étrangers : ce n'est qu'en faisant cette séparation, cette analyse, qu'on parviendra à le réduire à ses deux élémens essentiels et constitutifs, et à se convaincre qu'il n'est qu'une affection symptomatique.

Telle est, Messieurs, l'idée que je me suis formée du croup. Je suis bien éloigné de la donner comme nouvelle : elle a été aperçue d'une manière plus ou moins claire par tous les bons observateurs, quoiqu'elle n'ait point assez fixé leur attention. Cette idée suffit pour expliquer tous les phénomènes du croup ; son attaque, tantôt prompte et subite, tantôt lente et précédée de symptômes avant-coureurs ; le retour inattendu des accès qui quelquefois suffoquent subitement les malades ; la marche irrégulière de cette affection qui, dans certains cas, simule de véritables paroxysmes, et même une périodicité apparente ; son prétendu caractère inflammatoire, nerveux, ataxique, contagieux, etc. ; ses diverses complications dont il m'est si facile de rendre raison, tandis qu'elles deviennent si embarrassantes dans toute autre manière d'envisager cette affection. Si le croup est essentiellement formé par une matière quelconque qui obstrue le canal de la respiration ; si cette obstruction et la dyspnée qui en est la suite constituent ses seuls et uniques élémens, on conçoit qu'on ne peut pas même demander s'il est inflammatoire, ataxique, nerveux, contagieux, quoique des maladies inflammatoires, nerveuses, ataxiques, contagieuses, puissent lui donner naissance. On voit également qu'il ne peut pas être une maladie nouvelle, puisqu'il est le résultat souvent nécessaire des diverses maladies auxquelles nous sommes naturellement sujets. En un mot, on trouve dans cette idée la solution de toutes les questions qui ont été faites sur le croup.

Cette manière d'envisager le croup jouit d'un avantage beaucoup plus précieux que tous ceux dont nous venons de parler : elle jette le plus grand jour sur la méthode curative qui convient à cette affection meurtrière, et conduit naturellement le praticien aux deux seules indications qu'il ait à remplir. Elles consistent, 1.° à combattre les causes du croup ; 2.° à détruire l'effet de ces causes ; c'est-à-dire, l'obstruction du canal de la respiration. Nous avons prouvé que les causes les plus diverses pouvaient donner lieu au croup. Elles doivent donc être combattues par des moyens très-variés ou même tout-à-fait opposés. On voit que je ne rejette aucun médicament ; je les admets tous, au contraire, mais j'en règle l'emploi selon les circonstances. Cette méthode a de plus l'avantage de concilier les praticiens qui, au grand scandale de notre art, paraissaient divisés sur l'emploi des moyens les plus énergiques, et d'où dépend ordinairement le salut ou la perte des malades. Elle fait voir que cette opposition n'est qu'apparente, et qu'elle consiste presque toujours dans l'abus du langage. Enfin, elle nous démontre l'impossibilité où nous sommes de trouver jamais un spécifique contre toutes les espèces de croup, puisqu'il faudrait que ce spécifique fût une véritable panacée, un remède à presque tous nos maux. Les moyens propres à remplir la seconde indication, c'est-à-dire, à donner issue au corps obstruant, sont connus de tous les médecins. J'en excepte seulement l'insufflation de l'air dans les voies de la respiration. L'expérience m'a démontré qu'elle n'est pas moins utile dans le croup que dans les autres asphyxies, toutes les fois que les matières obstruantes sont peu adhérentes, et qu'elles peuvent être aisément déplacées. Quant à l'opération chirurgicale, je pense qu'on doit y avoir recours, pourvu que le corps obstruant ne réside que dans la trachée ou dans le larynx. Il est donc de la plus grande importance de pouvoir déterminer quel est son siège précis ; et j'ai tâché (1), d'après mes propres observations, et d'après celles d'*Hippocrate*, de jeter quelque jour sur cette question, l'une des plus intéressantes et des plus difficiles que présente la pratique de la médecine.

Il me reste à confirmer, par des faits, ce que j'ai cherché à prouver par le raisonnement.

---

(1) *L. C.*, p. 77 et suiv. Parmi les signes indicateurs du siège de la maladie, il en est un qui mérite une attention particulière, parce qu'il n'a encore été remarqué par aucun Auteur. En voulant examiner l'état du cœur chez un enfant attaqué du croup, je sentis sous ma main une espèce de bouillonnement, de frémissement ondulatoire semblable à celui d'un liquide qui se meut dans un canal mince et élastique. Il se faisait ressentir dans toutes les régions du thorax, et ne cessa qu'avec un accès de suffocation qui dura quarante heures. Je le fis remarquer à plusieurs autres médecins, et tous pensèrent comme moi qu'il était produit par des mucosités, ou par des membranes peu adhérentes qui avaient leur siège dans les bronches. Si ce signe se confirme par de nouvelles expériences, il deviendra très-précieux.

Peut-on prouver par des faits qu'il n'existe point de croup essentiel ?

Une négation n'est point susceptible d'une démonstration positive ; je me vois, par conséquent, dans l'impossibilité de prouver, par des observations directes, qu'il n'existe point de croup essentiel. C'est à ses partisans à nous donner les preuves de son existence, et leurs raisons doivent être d'autant plus convaincantes, que leur opinion est nouvelle, tandis que la nôtre est conforme à celle des anciens, qui, malgré leur peu de connaissances anatomiques, ont cependant très-bien apprécié l'effet consécutif de nos maladies sur la respiration (1).

(1) Personne n'ignore ce que les Auteurs Grecs ont dit des fluxions, du mouvement et du transport de nos humeurs dans les poumons et dans la trachée-artère où elles peuvent former différentes concrétions qui interceptent la respiration. *Defluit autem in pulmonem frequenter et paulatim (humor), et in gutture concrescens, ... cum asperæ arteriæ angusta foramina habeant, angustiam spiritui affert, eamque spirandi difficultatem habere facit, ut eo veluti deficiente, æger semper respirare desideret.* De loc. in hom., cap. 7. *Si pulmo repleatur tussis, difficultas spirandi quæ fit erectà cervice et anhelatio detinet.* Id. Cette doctrine n'est pas exposée d'une manière moins claire par *Arétée*, qui attribue au poumon la faculté d'attirer les différentes humeurs du corps. Ainsi dans les abcès du poumon, les malades sont quelquefois suffoqués

On voit que je suis forcé de me borner à rapporter des exemples de croup consécutif ; mais j'espère qu'ils seront suffisans pour nous convaincre que les praticiens ne s'en sont point assez occupés, et que, de plus, le prétendu croup essentiel des Auteurs n'est autre chose qu'une affection consécutive. Au reste, pour éviter toute dispute de mots, je déclare que je suis bien éloigné de vouloir qu'on donne le nom de croup aux maladies qui seront l'objet des observations suivantes. Il suffit qu'on les regarde comme des obstructions consécutives qui ont donné lieu à la dyspnée, à la suffocation ou à l'asphyxie.

Obstructions consécutives du canal de la respiration, produites par des maladies qui ont leur siège hors de ce canal.

Obstruction (a) par petite-vérole.

Première Observation (1). — Une fille de 5 ans est saisie de dyspnée, le sixième jour d'une petite-vérole confluente ; pétéchies sur différentes parties du corps, et sur-tout au centre des boutons varioliques ; au bout de deux jours, boutons affaissés, pâles, semblables à

---

subitement par l'attraction des humeurs ; (*multi humidi attractione*), ou par le pus qui obstrue la trachée-artère au point d'arrêter le passage de l'air. (*Quod arteria multitudine puris obstructa aerem non recipiat.* Diut. Morb., l. 1, c. 10.)

(1) *Reil. L. C.*, sect. 7.

de la craie, vides, sans aréoles; voix rauque, striduleuse; respiration agitée, laborieuse, stertoreuse, sifflante, avec courbure du sternum en dedans. Mort. Le lendemain une sanie sanguinolente découlait des narines et de la bouche : la trachée et toutes les divisions des bronches étaient distendues par un mucus épais, fétide et brunâtre. On y remarquait une grande quantité de molécules friables, semblables à de l'albumine concrétée, et dont quelques-unes adhéraient à la membrane interne. Le larynx, également rempli de mucus, était recouvert d'une membrane mince, blanche, et assez adhérente. Sa membrane propre, ainsi que celle de la trachée, était enflammée.

Deuxième Observation (1). — Un enfant de quatre à cinq mois, chargé d'embonpoint, et dont la respiration était naturellement gênée, est attaqué d'une petite-vérole confluente. La dyspnée qui s'était manifestée dès le commencement, devient plus grave après l'éruption, et produit la mort le huitième jour de la maladie.

Les ligamens de la glotte, la membrane propre de l'épiglotte et des ventricules du larynx, formaient une tumeur si considérable, que même en les écartant, l'ouverture de la glotte paraissait encore très-étroite. On apercevait sur ces parties dix à douze boutons varioliques.

La membrane interne de la trachée-artère était enflammée et recouverte d'une lymphe qui en exsudait. Du reste, cette cavité était remplie d'un mucus blanc et écumeux.

---

(1) *L. C.*, sect. 9. — Cette observation et la suivante sont de *Mekel*.

Troisième Observation (1). — Un jeune homme de 22 ans était atteint d'une petite-vérole confluente. La respiration était gênée et laborieuse : la salivation, qui avait été abondante, se supprime au commencement de la dessication, et au quatorzième jour le malade mourut d'un catarrhe suffocant : les ligamens de la glotte, et la membrane propre du ventricule du larynx, étaient recouverts d'une membrane polypeuse assez épaisse : une matière lymphatique filante et sanguinolente remplissait les bronches et toutes leurs divisions : inflammation de ces parties.

Quatrième Observation (2). — Un enfant de douze ans est saisi de suffocation, le septième jour d'une petite-vérole. Il tombe bientôt dans un état soporeux, et meurt le même jour. La trachée-artère était enflammée et recouverte, ainsi que le larynx, d'une espèce de croûte ou de fausse membrane assez semblable à celle que l'on trouve dans les inflammations des organes internes.

Cinquième Observation (3). — Un soldat de quarante-sept ans est attaqué de petite-vérole : le neuvième jour, voix rauque, déglutition difficile, expectoration de matières semblables à du gluten blanc. Le 12, déglutition impossible, respiration haletante, toux plus incommode. Le 14, expectoration d'un gluten recuit (*concocti glutinis*), ce qui facilitait la respira-

---

(1) *L. C.*, sect. 10.

(2) *L. C.*, sect. 13.

(3) *L. C.*, sect. 15. — Cette observation est de *Cotuni*.

tion et la déglutition. Le 15, mort subite. Nulle trace d'inflammation dans les cavités du crâne, du thorax ou de l'abdomen ; mais la trachée-artère, sur-tout à sa partie supérieure, les ligamens de la glotte, les ventricules du larynx, les deux surfaces de l'épiglotte, étaient recouverts de pustules varioliques rapprochées en pelotons très-épais : ces pustules étaient blanches, et renfermaient de la lymphe et non du pus. On remarquait aussi, depuis le commencement des bronches jusqu'à leur troisième division, des boutons de petite-vérole, mais ils étaient plus rouges. La cavité des bronches était remplie d'une humeur sanguinolente.

On trouve dans la Médecine Clinique de M. *Pinel*, des exemples de croups consécutifs produits par la petite-vérole ; nous ne les rapporterons point, parce que les ouvrages de ce médecin sont entre les mains de tout le monde.

Obstruction produite (*b*) par la rougeole, *V*. Médecine Clinique de M. *Pinel* ; Mémoires sur le Croup, par M. *Vieusseux*, p. 231 ; Angine trachéale, par M. *Giraudy*, p. 64.

Obstruction (c) par des excroissances vénériennes dans le larynx (1).

Un homme d'environ quarante ans, bien constitué en apparence, s'est présenté à l'Hô-

---

(1) Cette observation fut lue à l'Académie de Médecine, le premier obtobre 1805.

tel-Dieu au commencement du mois dernier. Sa voix, outre qu'elle était rauque, faisait entendre des sons désagréables. Les crachats étaient un peu purulens. Ces symptômes annonçaient que la phthisie était bien caractérisée; mais la voix rauque portait à croire qu'il y avait beaucoup de désordre dans la trachée-artère et vers le larynx. Le malade avait eu plusieurs maladies vénériennes qui avaient été traitées peu méthodiquement. On commença par prescrire du lait et des tisanes adoucissantes : il n'en éprouva aucun soulagement. M. *Pelletan* fut consulté, et dit qu'il n'y avait rien qui regardât la chirurgie. Le malade conçut de vives inquiétudes depuis ce moment. Quelques jours après il se jeta par la fenêtre du troisième étage. Le cadavre fut ouvert le lendemain, et l'on examina principalement les organes de la respiration. Le poumon gauche était calleux dans plusieurs parties, et ulcéré dans d'autres. En recherchant les causes de la voix rauque, on trouva, non sans un grand étonnement, plusieurs petits tubercules parfaitement semblables aux poireaux de la verge chez les personnes affectées de vérole. Ils avaient sur-tout leur siège aux ligamens latéraux du larynx connus sous le nom de cordes vocales. Le malade avait avoué qu'il était encore atteint de la vérole.

Je ne finirais pas si je voulais donner des exemples des différentes obtructions et suffocations produites par la péripneumonie, la pleurésie, la gale, les dartres, et par les diverses lésions organiques. Il n'est peut-être aucune de ces maladies qui, dans certains cas, ne puisse obstruer le canal de la respiration, et il est évident que ces obstructions sont consécutives.

Obstructions consécutives du canal de la respiration, produites par une affection de la membrane muqueuse des voies aériennes.

Obstruction (a) par phthisie laryngée.

Une fille athsmatique, âgée de quarante ans, dont la voix était presqu'éteinte, et qu'on croyait attaquée de phthisie pulmonaire, mourut subitement dans un accès d'asthme. Les poumons étaient très-sains. Un pus d'un gris cendré extrêmement épais, formait une espèce de bouchon qui fermait entièrement la cavité du larynx située au-dessous de la glotte. La membrane propre était ulcérée dans cet endroit et à la partie supérieure de la trachée. *Pus ex albo cinereum et quasi pultaceum, formatum in obturamenti modum occludebat penitùs cavum laryngis quod infrà glottidem est : eoque loco tunica laryngem convestiens erat exulcerata.* (*Morg.*, Epis. XV, N.° 13.)

Obstruction (b) par angine gangreneuse.

On voit quelquefois dans l'angine, le canal de la respiration obstrué par des mucosités abondantes et tenaces, par du pus ou par des lambeaux gangreneux qui se détachent de la membrane propre : quoique ces obstructions soient consécutives, elles ont été quelquefois prises pour un croup essentiel, comme le prouve la douzième et dernière observation rapportée par *Home* (1). Il s'agit d'un enfant qui rejeta, dans un accès de toux, un lambeau de membrane semblable à un morceau de soie noire. L'Auteur de l'observation, car elle n'est pas de *Home*, le prit pour un lambeau de la membrane muqueuse qui s'était détachée par gangrène. Il assure qu'à l'ouverture du cadavre, il trouva cette membrane atteinte de mortification, dans l'étendue d'environ deux pouces. Je pense avec lui, et contre le sentiment de *Home*, que cet enfant est mort d'une angine gangreneuse et non du croup.

Obstruction (b) par asthme chronique.

Un enfant de quatre ans, fils d'un teinturier, est sujet, depuis sa naissance, à un certain resserrement de poitrine dont les accès reviennent ordinairement tous les mois, à moins que quelque écart dans le régime ne les rende plus fréquens. Le malade éprouve de telles angoisses dans le paroxysme, qu'on dirait qu'il est près d'expirer de suffocation. Ce paroxysme ne cesse qu'après qu'il a rendu par la bouche, dans de violens efforts d'une toux très-pénible, une matière épaisse, visqueuse, compacte, et qui représente les racines, le tronc et les branches d'un arbre.... Si l'on me demande dans quel endroit s'accumule cette matière visqueuse, je répondrai qu'elle a son siège dans la trachée-artère (2).

---

(1) Page 29 de ma traduction.

(2) Horstius, *Asthma rarum*, obs. 4, s. 3. — Cette observation me paraît fort extraordinaire. Je lui ai con-

Obstruction (c) par des apthes.

Cette obstruction n'a point assez fixé l'attention des praticiens ; je la crois très-commune, sur-tout chez les enfans. Le docteur *Salomon* nous en fournit un exemple très-remarquable qui se trouve dans le Recueil de *Michaëlis* (1).

Une fille de cinq ans, affectée d'un catarrhe qui avait duré tout le printemps, s'étant exposée pendant plusieurs heures à un froid très-vif, éprouva une grande gêne dans la respiration, avec toux et expectoration de matières muqueuses. Bientôt il ne fut plus permis de douter qu'elle ne fût attaquée du croup. Le cinquième jour de la maladie on aperçut des aphtes à la bouche ; la malade commença à expectorer de grands morceaux de membrane. Les aphtes disparurent au bout de dix jours, mais l'expectoration de lambeaux membraneux et puriformes dura plusieurs semaines ; elle avait sur-tout lieu le matin, et était accompagnée d'une toux violente, de râlemens, et d'un son particulier semblable à celui de la trompette. Mais aussitôt que la nature, aidée d'un peu d'oximel scillitique ou d'ipécacuanha, parvenait à se débarrasser de ces matières étrangères, ces symptômes cessaient. La respiration continua d'être stertoreuse pendant tout

---

servé le nom que lui a donné *Horstius*, sans pour cela prétendre qu'il s'agit ici d'un asthme véritable. Au reste, je crois avoir fait voir dans mon ouvrage sur le croup, p. 105 et suiv., que nous avons une idée fort confuse de cette maladie.

(1) Page 51 de ma traduction.

l'été et une grande partie de l'automne, ce qui obligeait à prescrire souvent des vomitifs et des expectorans. Après être restée quelques jours faible, somnolente, avec une voix stertoreuse, la malade fut prise de lypothymie pendant qu'elle mangeait, et rendit par la bouche une grande quantité de sang. Elle s'endormit ensuite d'un sommeil tranquille, et se réveilla parfaitement guérie.

On ne peut douter que l'état qu'on vient de décrire, et qu'on peut regarder comme un croup chronique, n'ait été déterminé par des aphtes cachés dans le larynx et la trachée, ou par la phlogose de ces parties. L'hémorragie sera devenue critique, en changeant leur mode de sensibilité : le vice local qui constituait l'affection essentielle et primitive, une fois détruit, l'obstruction et la dyspnée devaient nécessairement disparaître. Il me serait facile de rapporter d'autres exemples d'obstruction produite par les aphtes (1).

Obstruction (d) par le catarrhe.

La plupart des catarrhes chroniques des vieillards finissent par produire des obstructions plus ou moins complètes du canal de la respiration; mais comme elles se présentent tous les jours à notre observation, et que d'ailleurs les Auteurs les ont désignées tout simplement par une définition, sans leur donner le nom de croup, il est inutile d'en rapporter des exem-

---

(1) *Voyez* l'observation de M. *Veillard*, dans l'ouvrage de M. *Vieusseux*, p. 237.

ples. Je me contenterai donc de parler des obstructions produites par le catarrhe aigu : ce sont elles, comme je l'ai déja remarqué, qui constituent le croup par excellence, le croup simple, le croup éminemment essentiel. Il est évident que dans ce croup, ainsi que dans les autres, il y a obstruction. Il me reste donc seulement à prouver, par des faits, que cette obstruction est consécutive, et que le catarrhe est la seule maladie essentielle. Pour atteindre ce but, examinons quelques observations des Auteurs, et commençons par celle de *Michaëlis*; nous la citerons de préférence, parce qu'elle est connue de tous les médecins comme un fait incontestable de croup catarrhal essentiel, et parce qu'elle a donné lieu à un ouvrage généralement estimé.

« Ma sœur, dit *Michaëlis* (1), âgée de cinq ans, s'étant exposée à un léger refroidissement dans un temps très-humide, fut attaquée d'une fièvre catarrhale, le 2 octobre 1765 : écoulement de mucus nasal, petite toux, respiration embarrassée, voix très-aiguë dès l'invasion, absolument semblable au cri d'une poule ; légère difficulté dans la déglutition, pouls petit et fort.

» Le second jour de la maladie, continuation des mêmes symptômes, et, de plus, vomissement d'une matière pituiteuse très-ténue ; respiration beaucoup plus difficile, déja même stertoreuse, nul signe de putridité, point de fétidité à la bouche. Les doux expectorans ne produisirent aucun soulagement.

---

(1) Cette observation est la première du Recueil de *Michaëlis*; les autres ne sont pas de lui.

» Le troisième jour de la maladie, exacerbation de tous les symptômes. Un vomitif fait rejeter une grande quantité de matière très-tenace, non sans danger de suffocation; voix très-aiguë, striduleuse, se faisant entendre au loin.

» Le quatrième jour, une saignée semble apporter quelque soulagement; mais ce jour même, au moment où nous commencions à avoir quelque espoir, une mort soudaine nous prive de cet enfant chéri : les facultés intellectuelles étaient restées intactes jusqu'au dernier moment.

« *Ouverture du cadavre.* — La face inférieure et postérieure du poumon, tant du côté droit que du côté gauche, était de couleur livide, preuve de l'inflammation de ces parties; mais leur surface antérieure et supérieure offrait une couleur naturelle. Tout l'intérieur de la trachée-artère était rempli d'une matière blanchâtre. Une semblable matière découlait des extrémités bronchiques, lorsqu'on les pressait. La membrane interne de la trachée offrait, à sa partie inférieure et vers la division des bronches, une rougeur extraordinaire, et paraissait un peu enflammée; mais la partie supérieure de ce canal renfermait une fausse membrane libre à son côté gauche inférieur, attachée au cartilage cricoïde du côté droit et supérieur. Il était facile de rompre cette attache sans léser la membrane interne. La fausse membrane n'offrait aucune apparence de structure fibreuse, et ressemblait entièrement à une concrétion inorganique polypeuse. Tuméfaction des glandes sublinguales et des amygdales; épaisseur considérable de l'épiglotte; sa membrane interne et celle qui s'étend de chaque côté du larynx, beaucoup plus rouges que dans l'état naturel, présentaient des marques évidentes d'inflammation; la surface inférieure du foie, de couleur grisâtre, était très-enflammée. »

On voit, par cette observation, que la sœur de *Michaëlis* a été attaquée d'une *fièvre catarrhale* qui s'est manifestée par des symptômes très-prononcés, tels que la toux, l'écoulement du mucus nasal, l'altération de la voix, l'irritation, la phlogose, la rougeur, la tuméfaction de la membrane interne de la trachée et de l'épiglotte: voilà la maladie principale, essentielle; mais le catarrhe ne s'est pas borné à suivre sa marche ordinaire; non-seulement les secrétions muqueuses ont été très-abondantes, elles se sont de plus épaissies de manière à former une matière très-tenace, et à se changer en concrétions membraneuses ou polypeuses; ce qui, indépendamment des autres effets résultans de l'inflammation, a déterminé la mort par suffocation. N'est-il pas évident que ces matières tenaces, ces concrétions polypeuses, ainsi que la suffocation qu'elles ont produite, sont l'effet, le résultat du catarrhe?

La réputation de *Home* est encore supérieure à celle de *Michaëlis*; et, en effet, ses observations sont très-exactes et pourraient être regardées comme parfaites, s'il n'avait été séduit, peut-être sans s'en apercevoir, par le desir si naturel d'établir une opinion nouvelle; mais pour cela il fallait que la maladie qu'il a décrite, fût elle-même nouvelle, ou du moins inconnue; il fallait, de plus, qu'elle eût une marche, un caractère, des symptômes qui lui fussent propres; c'est-à-dire, qu'elle fût une

3..

maladie essentielle, *sui generis*. Quelle gloire y aurait-il, en effet, à dire que les affections catarrhales, la petite-vérole, et une infinité d'autres maladies peuvent, dans certains cas, obstruer le canal de la respiration, au point d'intercepter le passage de l'air? Tout cela était connu des anciens, et ne pouvait donner lieu à aucun système. Le nom vague par lequel *Home* a désigné l'affection qu'il a décrite, n'a pas peu contribué à en obscurcir l'idée. Il est donc bien important de prouver que les douze faits rapportés dans son ouvrage, ne sont pas des croups, ou qu'ils sont des croups consécutifs. Or, voici la preuve de cette assertion : « La cause du croup, dit *Home*, » n'est autre chose qu'une fausse membrane » blanche, coriace, épaisse, qui recouvre » souvent, dans l'étendue de plusieurs pou- » ces, la surface intérieure de la trachée.... A » l'extrémité de la fausse membrane, la tra- » chée est couverte d'un pus de bonne qua- » lité, ou d'une matière purulente qu'on » trouve aussi dans les ramifications et dans » les vésicules bronchiques; quelquefois même » ces cavités en sont totalement remplies (1). »

Il suit de ce passage, qu'à moins d'admettre un effet sans cause, le croup ne peut pas exister sans formation d'une fausse membrane, ou de ces matières que *Home* a prises pour un véritable pus (2). Or, nous avons démontré

---

(1) Corolle IV, p. 38 de ma traduction.

(2) Dans les trois premières observations de *Home*, il n'est fait mention ni de fausse membrane, ni même

que la fausse membrane, ainsi que les différentes matières qui peuvent obstruer le canal de la respiration, est constamment le produit d'une maladie antérieure. La chose est d'ailleurs évidente par elle-même, et personne ne s'imaginera qu'une fausse membrane puisse se former, de toutes pièces, dans le canal aérien, sans une inflammation préalable, ou sans quelque affection qui la détermine. Ainsi, d'après *Home*, le croup doit être, dans tous les cas, un affection consécutive. Or, on peut appliquer ce raisonnement à tous les Auteurs qui ont écrit sur le croup; donc il n'existe point de croup essentiel, et il ne peut être regardé comme tel que par ceux qui le confondaient avec les maladies essentielles qui le produisent ou qui le compliquent.

Je crois avoir rempli la tâche que je m'étais imposée. Je n'ai d'abord eu que quelques doutes sur l'existence du croup essentiel. En approfondissant la question, il m'a semblé que ces doutes se changeaient en certitude. J'ai énoncé mon avis avec franchise et avec liberté : le premier devoir, lorsqu'on écrit, est de ne pas mentir à sa conscience; mais j'ai pu me faire illusion à moi-même. Je n'ignore pas que ma manière d'envisager le croup n'est point celle des autres médecins, et je n'ai point oublié qu'elle a été combattue dans des discussions intéressantes qui ont eu lieu relativement à l'ouvrage que j'ai publié sur

---

d'expectoration muqueuse. Je pense que les sujets de ces observations étaient affectés d'un simple catarrhe qui aurait pu dégénérer en croup.

le croup. Quelque fortes que soient ces objections, elles ne m'ont point convaincu, et je pense que ce mémoire leur servira de réponse. La Société Médicale d'Emulation ayant cru qu'il méritait d'être examiné, j'ai atteint le but que je me suis proposé : dans le cas contraire, je ne lui aurais donné aucune publicité. Bien plus, comme je n'ai d'autre dessein que celui d'être utile, et que d'ailleurs je suis persuadé que dans une question de cette importance, il n'est guères moins glorieux de reconnaître une erreur que de découvrir une vérité, je serai le premier à désavouer mon opinion, aussitôt qu'on m'en aura fait voir la fausseté ; et pour cela il suffit d'un fait bien constaté qui démontre l'existence du croup essentiel; mais ce fait ne m'a point encore été présenté.

NOTICE

SUR

LES COMPLICATIONS DU CROUP.

D'APRÈS le Dictionnaire de l'Académie, le terme *complication* signifie *assemblage*, *concours* de choses de différente nature; et une maladie est *compliquée*, lorsqu'elle se trouve *mêlée* à d'autres maladies de diverses espèces; or, toutes les fois que deux choses de nature et d'espèce différentes se trouvent mêlées, le seul moyen de les connaître est de les séparer, afin de pouvoir les considérer isolément : il n'est donc pas possible d'avoir une idée exacte du croup, tant qu'on ne le distinguera pas avec soin des diverses affections qui peuvent le compliquer. C'est ce qui m'engage à en dire un mot; mais avant, il est bon de rapporter les deux observations suivantes :

Première Observation.—La fille d'un commissaire-ordonnateur des guerres, âgée de cinq ans, demeurant rue des Champs-Elysées, N.° 5, ressentit quelques légères atteintes de catarrhe, le 13 janvier 1812, époque où l'atmosphère était très-humide. Elle passa une très-bonne journée, mais à onze heures du soir elle fut saisie, tout-à-coup, de suffocation. Au bout de quelques minutes, appelé auprès d'elle, je trouve la respiration extrêmement laborieuse, accompagnée d'un sifflement qui se fait entendre au loin, sur-tout pendant l'inspiration; la voix striduleuse, aiguë, la toux peu fréquente, presque toujours sèche, d'autres fois suivie d'une expectoration de matières muqueuses qui fait cesser la suffocation, mais seulement pour quelques instans; une douleur légère et un prurit incommode au larynx; une anxiété insupportable à l'estomac.

Loin de porter la tête en arrière, l'enfant la tient constamment penchée en avant. Ces signes m'indiquent qu'il existe, au larynx ou à la partie supérieure de la trachée, quelque obstacle qui s'oppose au libre passage de l'air, et qu'à cette affection maladive se joint une indigestion.

Je fais prendre à la malade quelques tasses d'eau tiède sucrée, et au bout d'un quart-d'heure, elle vomit une grande quantité d'alimens, ce qui lui procure du soulagement. De nouveaux vomissemens excités par de petites doses d'émétique et d'ipécacuanha, diminuent encore la suffocation. Je prescris ensuite du thé, un lavement, des frictions aux extrémités inférieures, et un pédiluve irritant.

A trois heures du matin, le sifflement ne se fait plus entendre, et la respiration paraît assez libre; mais la malade est très-fatiguée, et je lui laisse prendre quelque repos. A sept heures, tous les symptômes avaient reparu avec plus d'intensité; la face était rouge, enflammée; le pouls fort et plein. Je remarque, par intervalle, un état de somnolence et de stupeur qui fait craindre une asphyxie mortelle. J'applique sur-le-champ à la région du larynx, six sangsues qui prennent à l'instant même, et soudain le sifflement et la suffocation diminuent. A mesure que le sang s'écoule, ce qui dure une heure et demie, la respiration devient de plus en plus libre. A neuf heures, la face est un peu pâle, le pouls dans son état naturel : on s'aperçoit cependant qu'il reste encore dans le larynx, ou dans la trachée, quelque obstacle qui gêne la respiration. Je continue l'usage de l'émétique, et je prescris, de plus, l'oximel scillitique, une potion avec le carbonate d'ammoniac, des frictions ammoniacales le long du cou. A dix heures, la malade rend, en toussant, un amas de matières filantes comme du blanc d'œuf, et dans lequel se trouvent des concrétions membraneuses à demi-formées. Dès-lors je la regarde comme guérie. La respiration était entièrement libre, et la voix ne conservait plus que l'accent particulier au catarrhe. Je continuai cependant l'emploi des mêmes moyens. A cinq heures du soir, M. *Tessier*, docteur en médecine à Versailles, vit la malade avec moi. Une potion d'huile de ricin, et de sirop de fleur de pêcher, qu'elle prit le lendemain matin, lui fit rendre par le vomissement et sans toux, plusieurs fragmens de concrétions, dont quelques-unes avaient plus d'un pouce de longueur. Un lavement irritant qu'on donna ensuite, entraîna une quantité beaucoup plus considérable de ces concrétions, mais elles étaient en fragmens très-petits. Les symptômes du catarrhe disparurent entièrement en moins de deux jours.

Seconde Observation. — La jeune personne dont nous venons de parler, après avoir joui, pendant un mois et demi d'une santé parfaite, éprouvé, le premier mars, quelques symptômes d'un catarrhe qui paraît également devoir être attribué à l'humidité de l'air. Elle passe une nuit un peu agitée : le matin, la maladie se déclare avec violence, et l'on réclame mes secours à sept heures. Le visage était coloré, enflammé, offrant plus de chaleur que les autres parties du corps; la langue couverte d'un enduit muqueux et blanchâtre; le pouls assez plein, tendu; la voix rauque; la respiration extrêmement gênée, sans cependant être accompagnée d'un sifflement bien manifeste : nuls signes d'indigestion; douleur vive à la région du larynx.

J'applique sur-le-champ six sangsues à la partie douloureuse : pendant tout le temps que dure cette application, la malade s'agite, éprouve quelques mouvemens convulsifs, et porte souvent la tête en arrière. Lorsque le pouls devient moins plein et la face moins rouge, je donne de légères doses de tartre stibié et d'ipécacuanha, ce qui fait rendre, tant par les vomissemens que par la toux, une grande quantité de mucosités, et c'est alors sur-tout que le soulagement devient sensible.

A huit heures, la malade, qui a une intelligence au-dessus de son âge, m'assure que la douleur de la gorge a disparu, mais qu'une autre douleur, beaucoup moins aiguë à la vérité, se fait ressentir à la poitrine : elle m'en indique le siège deux pouces environ au-dessus de l'appendice xiphoïde. J'annonce alors aux assistans que cette maladie sera plus longue que la première. A neuf heures, la face est très-pâle; il survient même une syncope qui dure quelques minutes, et la malade éprouve une grande propension au sommeil : j'arrête l'écoulement du sang ; je suspends l'usage de l'émétique, mais je continue à exciter des nausées et de légers vomissemens, au moyen de l'ipécacuanha et de l'oximel scillitique. Je prescris, de plus, une potion avec le carbonate d'ammoniac, un bain de pieds aiguisé avec de la moutarde, un lavement irritant, des frictions ammoniacales. La malade continue à rendre une grande quantité de mucosités où je ne remarque ni membranes, ni aucune autre concrétion. A midi, la douleur de la poitrine n'existe plus, et bientôt la gaîté revient : il reste seulement une toux catarrhale. Le lendemain, l'enfant paraît guéri ; une potion purgative fait rendre une énorme quantité de concrétions réduites en petits fragmens.

Le 4 mars, la douleur de poitrine reparaît à neuf heures du matin, et ramène la suffocation. Les symptômes inflammatoires ne sont cependant pas très-violens. J'applique quatre sangsues autour de l'endroit douloureux, et dans le cercle que j'ai ainsi formé, je pose un vésicatoire. J'ai recours de nouveau aux vomitifs, qui font rendre beaucoup de glaires et de la bile pure et verte : il se fait aussi une secrétion abondante du mucus nasal ; tous les symptômes, à l'exception de ceux qui sont particuliers au catarrhe, se calment peu-à-peu en moins de quatre heures. Il reste cependant, de plus, une propension invincible au sommeil, et une extrême faiblesse. Je donne à l'enfant un bon bouillon et du vin généreux : je lui fais des frictions ammoniacales sur la poitrine ; je le fais promener et agiter à l'air, et, de plus, je prescris le sulfure de potasse à dose assez forte. La faiblesse et la somnolence se dissipent vers le soir, et il ne reste plus qu'un simple catarrhe pectoral. On continue cependant plusieurs jours l'usage des moyens que nous venons d'indiquer.

Le 7 mars, on supprime le vésicatoire de la poitrine, et on en met un au bras pour servir d'exutoire, et pour tâcher de détourner cette humeur fluxionnaire qui, chez cet enfant, tend à se porter dans les voies de la respiration. Malgré tous mes soins et ceux de M. le docteur *Tessier*, le catarrhe a persisté pendant plus d'un mois, et n'a disparu qu'au retour de la belle saison.

La première observation, remarquable par l'invasion subite et par la marche rapide de la maladie qui a été guérie en moins de douze heures, nous offre un exemple de suffocation compliquée d'indigestion : du reste, cette complication, qui a encore prolongé la durée de la maladie, était trop manifeste pour qu'il me fût difficile de la reconnaître. Je n'en dirai pas autant des causes de la dyspnée, et cependant il était bien important d'en déterminer la nature. Je pense qu'indépendamment de l'affection nerveuse provenant de l'indigestion, il y avait ici deux causes matérielles de suffocation; savoir, les mucosités catarrhales et la constriction des muscles du larynx, qui, en se resserrant, diminuaient le diamètre de cet organe : en effet, on ne peut pas concevoir que, sans autre symptôme précurseur qu'une toux à peine sensible, le canal de la respiration ait pu s'obstruer tout-à-coup, au point de produire une suffocation subite : on conçoit encore moins qu'à la suite de chaque expectoration, ce canal n'ait mis que quelques instans pour se remplir de nouveau : au contraire, en admettant la constriction des muscles du larynx, les symptômes observés s'expliquent aisément, et l'on voit qu'une très-petite quantité de mucosités aura suffi ponr arrêter, plus ou moins complètement, la respiration, dans un canal à moitié rétréci : on explique encore par là pourquoi l'enfant tenait la tête inclinée en avant ; cette position était très-favorable au relâchement des muscles du larynx.

Cette constriction, ce spasme peuvent avoir leur siège dans les autres parties du canal de la respiration, et sur-tout aux extrémités bronchiques ; mais elles doivent affecter bien rarement la trachée-artère, à raison du diamètre de ce canal et de la fermeté de ses cerceaux cartilagineux.

Hippocrate a très-bien connu ces suffocations, qui ne laissent aucune trace dans les voies de la respiration (1). L'affection dont nous parlons a été également remarquée par les Auteurs qui ont écrit sur le croup, sur-tout par *Cullen*, *Crawfort*, et tout récemment par MM. les docteurs *Giraudy*, *Cailleau*, *Vieusseux*, *Jurine* et *Albert* ; mais tous ces médecins, à l'exception de M. *Cailleau*, la regardent comme faisant partie du croup, comme formant un de ses élémens. L'ouvrage de M. *Cailleau* ne m'est connu que par l'extrait très-succinct qu'en a donné la

(1) *Ab anginâ homo suffocatur... intuentibus vero nihil mali habere videtur.*

commission, et j'ignore sur quelles raisons il fonde son opinion. Voici à-peu-près quelles sont les miennes.

On ne doit point confondre, ni regarder comme une même maladie, deux affections qui existent souvent l'une sans l'autre, et qui agissent d'une manière très-différente sur notre système; or, tout le monde avouera que le croup existe souvent sans constriction du larynx ni des autres parties du canal de la respiration. L'exemple de cet enfant qui mourut subitement aux écuries de l'Empereur, et l'expérience journalière, démontrent que la constriction des voies aériennes existe quelquefois sans croup. Ces deux affections agissent d'ailleurs d'une manière très-differente sur l'organe de la respiration; et pour tout dire, en un mot, l'une obstrue, l'autre étrangle (1).

---

(1) Le fait suivant, qui vient de se passer au moment où cet opuscule était presqu'entièrement imprimé, ajoutera peut-être encore une nouvelle force aux raisons que je viens de rapporter.

Après avoir joui, pendant neuf mois, d'une très-bonne santé, la jeune malade qui a déja été le sujet de deux observations, a été saisie de dyspnée, le 14 décembre 1812, à 4 heures du matin, époque où le thermomètre était descendu à 9 dégrés au-dessous de zéro. A 7 heures, je trouve la respiration laborieuse, sonore, sifflante, se faisant entendre aisément d'une chambre voisine. La voix est *striduleuse*, semblable à celle qu'on a nommée *croupale*, et qu'on a comparée aux cris d'un poulet, etc. La malade se plaint de la gorge et de la partie antérieure et moyenne de la poitrine. Sentez-vous, lui ai-je dit, quelque chose qui

On serait presque tenté de croire que le terme *croup*, et les autres dénominations plus

---

vous pique la gorge ? Non. répond-elle. Est-ce quelque chose qui la resserre ? Oui. Je réitère la même demande, en me servant d'expressions différentes, et toujours j'obtiens la même réponse. Elle n'éprouve point ce sentiment de constriction à la poitrine ; elle y ressent une douleur sourde, très-supportable. Je porte la main sur différentes régions du thorax ; je n'y découvre point ce *frémissement ondulatoire* qui m'avait frappé chez un enfant attaqué du croup. Une chose remarquable, c'est qu'il n'y a ni fièvre, ni catarrhe, ni toux, ni expectoration. J'applique cinq sangsues à la région du larynx ; la malade crie, s'agite, se roidit et tient presque constamment la tête portée en arrière. J'essaie de la calmer ; elle me répond que les sangsues la piquent ; mais au bout d'un quart d'heure, la respiration devient plus libre, et l'enfant convient que la gorge n'est plus si *serrée*.

Les émétiques n'auraient pu être que nuisibles. Ce n'était pas non plus le cas d'employer le sulfure de potasse ou les autres prétendus spécifiques. Je me suis contenté de prescrire un lavement avec un demi-gros d'*assa-fœtida*, un bain de pieds irritant, des frictions au cou et à la poitrine avec le laudanum liquide, l'inspiration de fumigations émollientes, une tisane antispasmodique, et même quelques gouttes d'éther. J'ai de plus appliqué sur la partie douloureuse de la poitrine un large vésicatoire, quoique la malade porte encore celui que nous lui avons fait mettre au bras, il y a 9 mois.

A 2 heures, il est survenu un accès de toux qui la

ou moins vagues que l'on a donnée, à la suffocation par obstruction, sont doués d'une espèce de vertu magique, et qu'ils ont la faculté de subordonner les autres maladies à cette affection. Cependant, la constriction du canal de la respiration, quoiqu'elle n'ait qu'un nom très-simple, et que tout le monde entend, peut, à juste titre, marcher d'un pas égal avec elle. A la vérité, elle moissonne moins de victimes,

---

cessé par l'expectoration d'une petite quantité de mucosités bronchiques. Le soir, j'ai fait appliquer à la gorge un cataplasme arrosé de 24 gouttes de laudanum liquide. La nuit a été assez bonne.

Le 15, le sifflement n'existe plus.

Le 16, j'ai eu une consultation avec MM. *Tessier* et *Voisin*, docteurs en médecine à Versailles, et ils se sont convaincus, comme moi, que le canal de la respiration n'est ni obstrué, ni douloureux; mais qu'il est resserré et dans un état spasmodique. Il s'est manifesté dans la journée un léger corisa qui donne lieu à une abondante secrétion de mucus nasal.

Le 17, la constriction n'existe plus; la voix a repris son ton naturel, et la guérison est parfaite. — Il est à remarquer que c'est le 16, et sur-tout le 17, qu'est survenu le dégel.

Cette observation prouve évidemment que la constriction du canal de la respiration est une affection tout-à-fait indépendante du croup; elle nous fait voir en même temps que cette affection n'est pas toujours produite par une cause nerveuse, mais qu'elle peut être déterminée par une irritation locale, par une inflammation légère et à peine sensible.

mais aussi elle les frappe d'une manière bien plus prompte et plus terrible.

Après m'être étayé de l'autorité de M. *Cailleau*, c'est à regret que je me vois forcé de l'abandonner : suivant lui, le croup est toujours inflammatoire ; l'asthme, (la constriction du canal aérien), est toujours une affection spasmodique (1). Je crois avoir démontré que l'obstruction du canal de la respiration n'était pas toujours l'effet d'une inflammation. Il est également certain que la constriction de ce canal ne provient pas toujours d'une affection nerveuse ; j'en apporte pour preuve ma première et ma dernière observation, et sur-tout celle que m'a fournie cet enfant chez qui une inflammation à la base de l'épiglotte avait évidemment déterminé la constriction des cordes vocales. On sent combien il serait dangereux, dans ces cas, de recourir aux anti-spasmodiques, tandis qu'une saignée locale, en faisant cesser tout-à-coup l'irritation et la constriction, guérit, comme par enchantement : *morbum jugulat*, suivant l'expression de quelques médecins.

Les signes de la constriction du canal aérien ont été décrits par tous les Auteurs. Tels sont, une suffocation ordinairement subite, comme on en voit plusieurs exemples dans les observations que j'ai rapportées, et un sentiment de compression et de resserrement à la gorge et dans l'intérieur des poumons : la toux, la voix sont ordinairement aiguës, *striduleuses*, quand la constriction existe au larynx : elles semblent sortir d'un tuyau vide, quand ce sont les bronches qui sont frappées de spasme.

(1) Rapport de la Commission, p. 156 et 159.

La toux presque toujours sèche ou accompagnée de quelques matières crues, ne procure, tout au plus, qu'un soulagement momentané. Enfin, le paroxisme cesse souvent sans expectoration ; ce qui n'arrive jamais quand la suffocation est causée par une matière obstruante. Les diverses tumeurs inflammatoires, lymphatiques, stéatomateuses, anévrismales, toutes les fois qu'elles sont appliquées sur une partie quelconque du canal de la respiration, le compriment et produisent une dyspnée plus ou moins grave. Elles peuvent, par conséquent, compliquer l'obstruction ; c'est-à-dire, concourir avec elle à la production de la suffocation : mais je pense que personne ne demandera si elles sont parties intégrantes du croup.

Ma seconde observation fournit un exemple de croup compliqué d'affection nerveuse ; du moins je regarde comme nerveuse cette agitation, ces mouvemens spasmodiques que la malade a manifestés pendant l'application des sangsues. J'attribue à la même cause la lipothymie qui s'est bientôt déclarée ; car l'enfant est fort, et n'avait point assez perdu de sang pour être considérablement affaibli. Quoi qu'il en soit, on peut regarder comme une chose démontrée et avouée par tous les Auteurs, que le genre nerveux joue un grand rôle dans le croup. Je ne ferai à ce sujet qu'une observation, mais que je regarde comme importante. Il me semble qu'on n'a point distingué avec assez de soin le croup nerveux du croup compliqué d'affection nerveuse. Le croup est nerveux, lorsque l'obstruction est l'effet d'une affection nerveuse, ce qui arrive très-rarement.

Le croup est compliqué d'affection nerveuse, quand des symptômes nerveux se mêlent avec ceux de l'obstruction; or, cette complication est très-fréquente. Dans le premier cas, il faut recourir aux anti-spasmodiques proprement dits : au contraire, lorsque l'affectiou nerveuse est symptomatique, lorsqu'elle n'est qu'un effet de l'obstruction ou des causes qui la produisent, elle ne demande ordinairement que le traitement qui convient à ces causes. Ainsi l'on voit que, dans ma seconde observation, l'affection nerveuse ne m'a empêché ni de laisser couler le sang, ni de prescrire l'émétique.

Il n'y a peut-être aucune maladie qui ne puisse exister avec le croup; mais celles qui agissent sur l'organe respiratoire, et, par conséquent, toutes les espèces de dyspnées, de suffocations et d'asphyxies, sont aussi celles qui se mêlent le plus intimement avec lui. Qu'un homme atteint d'une simple dyspnée provenant d'une légère obstruction, entre dans une atmosphère imprégnée d'acide carbonique, il sera peut-être frappé d'asphyxie; tandis que, dans d'autres circonstances, il aurait pu respirer cet air sans danger. On voit par là que toutes les maladies qui produisent le croup, peuvent aussi le compliquer. Par exemple, lorsque les secrétions catarrhales, à raison de leur abondance, de leur ténacité, ou des diverses concrétions qu'elles forment, ont obstrué le canal de la respiration, le catarrhe ne cesse pas pour cela; ses symptômes s'aggravent, au contraire. et se mêlent intimement à ceux de l'obstruction et de la suffocation. La complication deviendra encore plus embarrassante, et le danger plus imminent, s'il survient une constriction du larynx ou de quelqu'autre partie du canal de la respiration.

Ces vérités sont simples et évidentes. On serait cependant tenté de croire qu'elles ont échappé aux Auteurs. Tout ce qu'ils nous ont dit des complications du croup avec les diverses espèces de catarrhe, d'asthme, d'angine, avec la péripneumonie et plusieurs autres maladies, est en général très-obscur. On y trouve, à la vérité, des explications ingénieuses, mais elles n'en sont que plus propres à nous égarer, et je ne crains pas d'avancer que cette partie de l'histoire de la médecine ne sera lue avec fruit que par ceux qui étudient les erreurs de l'esprit humain et qui cherchent à remonter à leurs causes. Ils y verront que tout ce chaos est fondé, en grande partie, sur l'abus des mots, et principalement sur les diverses significations que le caprice, au mépris de toutes les règles de l'analogie, a donné au terme *croup* et à ses innombrables synonymes. Ainsi, suivant les Auteurs, l'obstruction du canal de la respiration produite par un catarrhe aigu, sera un croup, sur-tout si elle affecte une forme membraneuse; mais la même obstruction, quelque complète qu'elle soit, ne portera jamais le nom de croup, si elle provient d'un catarrhe chronique : les matières purulentes de la petite-vérole, portées par métastase, ou autrement, dans le canal aérien, donneront lieu au croup, et un dépôt purulent qui s'ouvre dans ce même canal, ne produira jamais la même maladie : l'effet qui en résultera portera simplement le nom d'obstruction du canal de la respiration. On conçoit que dans un champ aussi vaste, ouvert à la discussion, chacun peut prendre le parti qu'il voudra : l'un nous dira que le croup ne peut pas exister sans formation de fausses membranes ; l'autre soutiendra que cette membrane n'est pas nécessaire, et qu'une matière fluide peut donner naissance au croup, pourvu qu'elle soit de nature albumineuse; enfin, il y en aura qui prétendront que, dans certains croups, le canal aérien est absolument vide. Que sera-ce si nous voulons faire attention aux différentes causes éloignées du croup? Suivant tel Auteur, cette affection est toujours inflammatoire; elle ne l'est jamais suivant d'autres : celui-ci ne reconnaît que le croup catarrhal ; celui-là veut, de plus, un croup nerveux, et moi je proposerai d'admettre aussi un croup psorique, un croup dartreux, etc. Si la logomachie ne suffit pas pour mettre le comble à la confusion, on aura recours à quelque supposition gratuite. On affirmera, sans preuve, qu'il existe un croup essentiel; qu'il n'y a même que lui qui mérite de fixer notre attention. Ce principe une fois admis, il faudra bien que le croup ait un caractère particulier, des symptômes qui lui appartiennent en propre, et sur-tout qui ne dérivent d'aucune autre maladie. C'est en vain que vous ferez voir que l'affection connue sous le nom de croup est symptomatique; qu'elle est le produit d'une autre maladie : pour légitimer son existence, on le confondra avec les diverses maladies qui lui donnent naissance ou qui le compliquent. Enfin, si vous démontrez que dans le croup catarrhal, par exemple, tout se réduit aux symptômes du catarrhe et à ceux de l'obstruction, suite de ce catarrhe, on vous soutiendra toujours qu'il y a, de plus, une certaine irritation, une inflammation qui n'est ni celle du catarrhe, ni celle de l'angine, ni d'aucune autre inflammation; ce sera, si vous voulez, une *dégénérescence* catarrhale, un je ne sais quoi dont il n'est pas possible de se former une idée. Est-ce là comme on doit écrire en médecine dans le dix-neuvième siècle? Je le demande; de pareilles idées ne tendraient-elles pas à ramener le règne des *qualités occultes* que les Écoles elles-mêmes ont depuis long-temps rejetées de leur sein?

Je n'entrerai point à ce sujet dans de plus longs détails, si je voulais opposer les Auteurs les uns aux autres, profiter de leurs aveux, et les combattre par leurs propres armes, il me faudrait composer un volume: il faudrait sur-tout faire des citations que je me suis sévèrement interdites. Quoique très-libre en parlant des choses, je ne veux offenser personne; je n'ose pas même me permettre la moindre allusion, tant qu'elle n'est pas nécessaire. De pareilles discussions seraient d'ailleurs fort inutiles, et ne rameneraient point à mes principes ceux qui en ont manifesté d'autres. Ne sait-on pas que les Auteurs se complaisent dans leurs productions, quelles qu'elles soient? Ainsi puisque chacun de nous a toujours raison, et que celui qui ne pense pas comme nous a toujours tort, au lieu de chercher à nous combattre mutuellement, ne vaut-il pas mieux nous contenter d'exposer nos opinions avec simplicité, et laisser au public éclairé le soin de nous juger? Voici donc, en peu de mots, ce que je pense du rapport du croup avec les autres maladies, quels que soient leur siège et leur nature. Supposons qu'un enfant attaqué du croup ait en même temps quelqu'autre affection légère, telle qu'un furoncle à la jambe ou au bras; si l'on me demande quel rapport il y a entre ce croup et ce furoncle, je répondrai qu'il n'y en a aucun, sinon qu'ils co-existent dans le même individu : du reste, ils sont aussi distincts que deux couleurs tranchantes qui entrent dans un même tableau, mais qui ne se mêlent aucunement. Ce que nous venons de dire de ce furoncle peut s'appliquer à la gale, aux dartres, à la petite-vérole, à la scarlatine, etc., tant que ces maladies n'exerceront aucune influence sur l'organe de la respiration; mais quelquefois, par un mécanisme qui peut nous échapper, elles déterminent consécutivement l'obstruction du canal aérien, et dans ce cas, elles ont des rapports avec le croup; mais ces rapports se bornent à ceux qui existent nécessairement entre une cause et ses effets : je veux dire que ces maladies produisent une suffocation par obstruction, quoique cette suffocation ne ressemble aucunement ni à la gale, ni à la petite-vérole, ni à la scarlatine. Si maintenant nous voulons examiner les maladies qui portent le trouble dans la respiration, nous verrons qu'elles ressemblent au croup, sous certains rapports, tandis que, sous d'autres, elles en diffèrent essentiellement. Elles lui ressemblent en ce qu'elles appartiennent au même ordre, ou, si l'on veut, au même genre de maladie. Elles en diffèrent en ce qu'elles forment, chacune, des espèces très-distinctes, et qu'il faut bien se garder de confondre. Ainsi, comme le croup, la strangulation est une suffocation; mais cette suffocation est produite par un lacs ou par toute autre cause qui ressèrre le canal aérien, tandis que le croup provient d'une matière qui bouche ce canal. Voilà le secret de tous les rapports qui existent entre le croup et les autres maladies ; quiconque ne saisit pas ces rapports peut être certain qu'il s'écarte du sens que nous avons donné au mot *croup*, ou qu'il n'a pas une idée claire et précise de la maladie qu'il compare avec lui.

Me demande-t-on, par exemple, quel rapport il y a entre le croup et la péripneumonie? je remarquerai que la péripneumonie n'est autre chose que l'inflammation du poumon, et qu'elle ne ressemble point à une suffocation par obstruction ; mais cette inflammation du poumon agit diversement sur la respiration : il est d'abord évident que pour peu qu'elle soit violente, elle deviendra par elle-même une cause suffisante de dypsnée; en second lieu, elle peut produire la dypsnée et la suffocation par constriction, ou spasme des vésicules pulmonaires. Je pense aussi qu'elle peut altérer la sensibilité relative du poumon, détruire les rapports d'affinité chimique ou animale qui doivent exister entre l'air et l'organe pulmonaire, et rendre cet organe inapte à la respiration. Quel que soit le nom qu'on veuille donner à cette espèce de suffocation, il est facile de saisir les rapports qu'elle a avec le croup, et en quoi elle en diffère. Enfin, l'inflammation du poumon finit quelquefois par produire une obstruction dans les bronches ou dans les autres parties du canal de la respiration, et alors elle donne lieu au croup.

Si c'est la membrane muqueuse des voies aériennes qui est irritée, enflammée, elle peut également déterminer la constriction des cordes vocales ou des vésicules pulmonaires. Mais cette espèce d'inflammation a pour caractère particulier d'exciter l'action des glandes muqueuses qui tapissent cette membrane : il en résulte un rhume ou catarrhe, c'est-à-dire, un flux, un écoulement d'humeurs. Or, cet écoulement d'humeurs est déja un commencement d'obstruction. Tant qu'il n'est pas considérable, il conserve le nom de rhume, de catarrhe, et il prend celui de croup quand, par son abondance, ou par la forme et la ténacité des humeurs secrétées, il donne lieu à la suffocation.

On peut voir dans mon Traité du Croup, ce que j'ai dit de l'asthme et de l'angine. Qu'il me suffise de remarquer que nous avons une idée fort obscure de ces deux maladies, quoiqu'elles se présentent tous les jours à notre observation. Ainsi cette difficulté de respirer que l'on nomme *angine* ou *angoisse*, affection que l'on a confondue mal-à-propos avec l'inflammation qui la produit, peut exister avec ou sans obstruction du canal de la respiration. On peut en dire autant de cette autre lésion de la respiration, connue sous le nom d'asthme (*anhelatio*.) L'asthme chronique humide des vieillards, et, dans certains cas, de l'aveu même de *Millar*, l'asthme aigu des enfans, consistent dans l'obstruction du canal aérien ; tandis que, dans d'autres cas, cette affection est l'effet de la constriction du canal de la respiration, ou de quelques autres causes qui n'ont pas encore été bien déterminées.

Concluons que la suffocation par obstruction est une affection qui ne ressemble à aucune autre; et tant qu'on entendra par croup une suffocation par obstruction, ce mot n'aura d'autre inconvénient que d'être absolument inutile, ainsi que ses divers synonymes : du reste, on ne le confondra avec aucune autre maladie; mais si l'on se permet de le prendre tantôt dans un sens, tantôt dans un autre, il n'y aura aucune maladie avec laquelle on ne puisse le confondre.

Si maintenant nous voulons nous rappeler la marche que nous avons suivie dans ce mémoire, nous verrons qu'avant de décider si le croup est essentiel ou symptomatique, nous avons tâché de nous en faire une idée exacte, et après l'avoir réduit à ses deux élémens constitutifs, nous avons fait voir qu'il n'est autre chose qu'une suffocation, une asphyxie par obstruction du canal de la respiration : examinant ensuite les diverses causes qui peuvent déterminer la suffocation et l'asphyxie par obstruction, nous avons prouvé par le raisonnement et par des faits, que lorsque l'obstruction n'était pas causée par un corps étranger, elle était constamment produite par une maladie antérieure; d'où nous avons conclu que ce qu'on nomme *croup*, *angine polypeuse*, etc., n'est autre chose qu'une affection purement symptomatique. Pour mettre cette conclusion à l'abri de toute objection, et pour compléter l'idée du croup, il restait à le dégager de tout ce qui lui est étranger, à le séparer avec soin des diverses maladies qui peuvent le compliquer, et même de celles qui lui donnent naissance : j'ai tâché de remplir ce but dans ma notice sur les complications du croup.

A présent que nous sommes parvenus à nous en former une idée claire et précise, l'on voit évidemment qu'il appartient à l'ordre des dypsnées, des suffocations et des asphyxies. Il y forme même un genre très-distinct, qui n'a peut-être point assez fixé l'attention des nosologistes. On voit encore à quoi se réduisent la plupart des questions que l'on a faites sur le croup (1). N'est-il pas évident, par exemple, qu'une suffocation par obstruction n'est en elle-même ni catarrhale, ni inflammatoire, ni asthénique, ni typhoïde, mais qu'elle peut être déterminée par toutes ces maladies et par plusieurs autres; et peut-on demander si la suffocation par obstruction est plus nouvelle que la suffocation par constriction ou par strangulation? Je ne m'arrêterai pas plus long-temps sur ces diverses questions qui ont été traitées dans mon ouvrage sur le croup. On y trouvera également tout ce qui regarde la méthode curative. Qu'il me soit cependant permis, avant de finir, de faire à ce sujet une réflexion.

La théorie qui vient d'être exposée, pour-

(1) Si quelque médecin aussi célèbre que *Home*, prenait le râle pour une maladie essentielle, idiopathique, et lui donnait un nom inconnu, quel effrayant tableau ne ferait-il pas d'une affection qui termine presque toujours les derniers instans de la vie? Quel intérêt il répandrait sur les diverses questions qu'il ne manquerait pas de nous proposer à ce sujet! Voilà l'histoire du croup.

rait-on me dire, est extrêmement simple. Ne pourrait-on pas en conclure que le traitement du croup ne présente que très-peu de difficultés ? C'est précisément contre cette fausse conclusion que je veux prémunir le jeune praticien. Sans doute ma théorie sur le croup est simple, et toutes les sciences, quelque obscures qu'elles paraissent au premier abord, pourvu qu'elles soient accessibles à nos sens et à notre observation, et qu'elles aient été suffisamment méditées et approfondies, se réduisent à un petit nombre d'idées générales qui les embrassent dans leur universalité. Je conçois donc que tout ce que nous connaissons de certain et de positif sur le croup, peut être renfermé dans quelques propositions générales, telles que celles-ci :

L'obstruction du canal de la respiration produit la suffocation. — Cette obstruction est l'effet, le résultat d'une maladie antérieure, toutes les fois qu'elle n'est pas causée par la présence d'un corps étranger. — La maladie connue sous le nom de croup, *est une suffocation par obstruction. — Le croup est une affection consécutive, lorsqu'il n'est pas produit par un corps étranger qui bouche le canal de la respiration. — Il faut bien se garder de confondre le croup avec les affections qui peuvent le compliquer. — Des maladies de nature très-opposée, peuvent produire le croup. — Il n'existe point de spécifique universel contre le croup. — Le traitement du croup se réduit à deux indications : 1.° à combattre les causes du croup, par des moyens qui doivent varier suivant les diversités de ces causes ; 2.° à donner issue au corps obstruant.*

Ces propositions, et quelques autres qu'on pourrait ajouter, et qui toutes devraient être évidentes par elles-mêmes, ou déduites de principes et de faits évidens, formeraient une théorie complète du croup, et suffiraient seules pour venger la médecine des reproches vagues qu'on lui fait de n'être qu'une science purement conjecturale. Mais aussitôt qu'on quitte la théorie et la région des idées générales, pour descendre à la pratique et aux cas particuliers, il faut l'avouer, l'évidence nous abandonne presque toujours en médecine, ainsi que dans la plupart des autres sciences pratiques. Quelquefois cependant les probabilités s'accumulent au point d'équivaloir à la certitude : d'autres fois aussi elles sont moins grandes et peuvent même se réduire à de simples conjectures. Mais ce ne sont point les théories générales qui guérissent les malades ; c'est la pratique de la médecine. A quoi me servira de savoir que le croup est une suffocation par obstruction, si je ne puis pas reconnaître cette affection toutes les fois qu'elle se présente ? Il est bon de savoir que des maladies très-diverses peuvent produire le croup : mais quelle est la maladie qui le produit dans tel cas déterminé ? Quelle est sa nature et son degré d'énergie ? Supposons qu'il soit l'effet d'une inflammasion catarrhale, cette inflammation n'a-t-elle pas changé de caractère depuis qu'elle a donné lieu à l'obstruction et à la suffocation ? Faut-il commencer par remédier à l'obstruction, ou bien à ses causes ; et quels sont les moyens les plus propres à atteindre mon but ? On vous appelle auprès d'un enfant prêt à expirer de suffocation. Vous reconnaissez les symptômes du croup; mais il s'agit, de plus, de décider si le croup est simple ou compliqué; c'est-à-dire, si la suffocation est causée seulement par l'obstruction, ou si elle ne serait pas aussi produite par la constriction des cordes vocales, ou par quelque autre cause semblable? C'est ici, jeune praticien, c'est ici que le jugement est difficile. Voyez cependant quelle conséquence funeste peut résulter d'une erreur légère en apparence? Les médicamens propres à donner issue aux matières obstruantes, tels que les émétiques, les expectorans, les irritans mécaniques, augmentent la constriction, et peuvent produire une mort subite.

Je sais qu'il n'existe point de spécifique universel contre le croup, et je partage cette opinion avec plusieurs praticiens, et entre autres avec le célèbre médecin de Bremen (1); mais je sais aussi que les médicamens qu'on nous présente comme tels sont doués d'une grande énergie : quelles sont les circonstances où ils peuvent être utiles? Quelles sont celles où ils seraient nuisibles? Pourquoi, par exemple, n'ai-je point craint d'employer le sulfure de potasse dans ma seconde observation, tandis que je me suis bien gardé de le prescrire dans ma première et dans ma dernière?

Je n'ignore point que de grands praticiens condamnent la trachéotomie; cela ne m'empêche pas de penser avec d'autres praticiens

---

(1) Une conclusion qui résulte évidemment de l'ensemble des principes établis par l'Auteur (M. *Albert*), c'est qu'il n'existe point, et qu'il ne peut point exister de remède exclusif et spécifique du croup. *Rapport de la Commission*, p. 125.

non moins célèbres, qu'elle peut être quelquefois utile : et d'abord je ne conçois pas qu'elle puisse être toujours rejetée par des Auteurs qui pensent que le spasme, la phlogose et le gonflement des muscles du larynx, font partie intégrante du croup. Il n'y a ici aucun corps qui bouche le canal de la respiration ; il ne s'agit que d'introduire de l'air dans les poumons : n'est-il pas évident que lorsque les autres moyens sont insuffisans, l'opération chirurgicale peut encore offrir une dernière ressource ? Mais pour ne pas parler de ces cas que je regarde comme très-étrangers au croup, je me bornerai à dire que, de l'avis de tous les praticiens, la trachéotomie a été souvent pratiquée, sans danger, et avec succès, pour l'extirpation des corps étrangers arrêtés dans la trachée ou dans le larynx. Or, les personnes atteintes du croup proprement dit, sont quelquefois dans une position absolument semblable à celle de ceux qui ont un corps étranger arrêté dans le larynx ou dans la trachée ; et cela arrive toutes les fois que, d'un côté, la maladie qui produit le croup est en elle-même très-légère, comme dans la *plupart des catarrhes aigus*, et que de l'autre côté, le corps obstruant réside dans la trachée ou dans le larynx. J'avoue qu'il est très-difficile de déterminer ces différentes circonstances, et sur-tout de fixer avec précision le véritable siège de l'obstruction. Mais il faut espérer que l'illustre médecin de Genève qui s'est spécialement occupé de cette question, répandra un grand jour sur elle : je ne doute point que son immense pratique ne l'ait mis à même de faire à ce sujet des observations qui m'auront entièrement échappé.

On peut juger, par ce que nous venons de dire, combien il est difficile de traiter le croup. A quoi donc sert votre théorie, pourrait-on me dire? Elle sert à nous former une notion claire et invariable d'une maladie dont nous n'avons qu'une idée très-confuse, à prévenir bien des questions oiseuses et des recherches inutiles, à établir le traitement du croup sur une base solide, à concilier des praticiens estimables qui n'étaient opposés que parce qu'ils ne s'entendaient pas, et qui, même de nos jours, se demandent encore si le traitement du croup doit toujours commencer par la saignée ou bien par l'émétique (1). Je pourrais ajouter que ma méthode sert à faire connaître les vices du langage médical, et à les corriger. Au reste, je me suis borné dans cet écrit, et même dans mon Traité du Croup, à établir des principes, et je laisse à chaque praticien le soin d'en faire l'application.

(1) Rapport de la Commission, p. 137.

FIN.

www.ingramcontent.com/pod-product-compliance
Ingram Content Group UK Ltd.
Pitfield, Milton Keynes, MK11 3LW, UK
UKHW020956180726
13838UKWH00003B/1351